CW00496527

RICETTE PER FRIGGITRICE AD ARIA

2021

DELIZIOSE E SQUISITE RICETTE
PER LA TUA COLAZIONE E PRANZO PER PRINCIPIANTI

KIMBERLY SUTTON

Sommario

Introduzione

Sei sempre alla ricerca di modi più semplici e moderni per cucinare i pasti migliori per te e per tutti i tuoi cari?
Sei costantemente alla ricerca di utili elettrodomestici da cucina che renderanno più divertente il tuo lavoro in cucina?
Bene, non hai più bisogno di cercare! Vi presentiamo oggi il miglior elettrodomestico da cucina disponibile in questi giorni sul mercato: la friggitrice ad aria!

Le friggitrici ad aria sono semplicemente i migliori strumenti da cucina per tanti motivi.
Sei interessato a saperne di più sulle friggitrici ad aria? Quindi, fai attenzione dopo!

Prima di tutto, devi sapere che le friggitrici ad aria sono degli speciali e rivoluzionari elettrodomestici da cucina che cucinano i tuoi cibi sfruttando la circolazione dell'aria calda. Questi strumenti utilizzano una tecnologia speciale chiamata tecnologia rapida dell'aria. Pertanto, tutto il cibo che cucini in queste friggitrici è succulento all'interno e perfettamente cotto all'esterno.

La prossima cosa che devi scoprire sulle friggitrici ad aria è che ti permettono di cucinare, cuocere al forno, cuocere a vapore e arrostire praticamente tutto ciò che puoi immaginare.

Ultimo ma non meno importante, dovresti sapere che le friggitrici ad aria ti aiutano a cucinare i tuoi pasti in un modo molto più sano.
Così tante persone in tutto il mondo si sono appena innamorate di questo fantastico e straordinario strumento e ora tocca a te diventare uno di loro.

Quindi … per farla breve, ti consigliamo di acquistare subito una friggitrice ad aria e di mettere le mani su questo diario di cucina il prima possibile!

Possiamo assicurarti che tutti i pasti che cucini nella tua friggitrice ad aria saranno così buoni e che tutti ammireranno le tue abilità culinarie da ora uno!

Quindi iniziamo!
Divertiti a cucinare con la tua fantastica friggitrice ad aria!

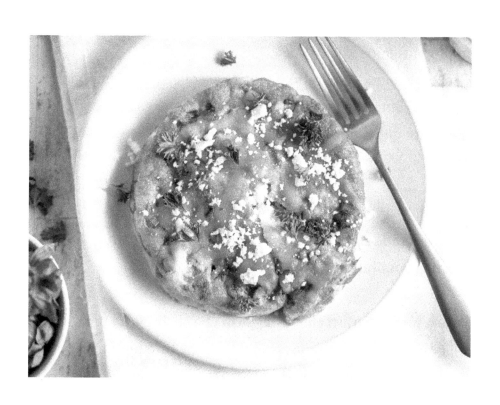

Ricette per la colazione con la friggitrice ad aria

Involtini di prosciutto

Tempo di preparazione: 10 minuti Tempo di cottura: 10 minuti Porzioni: 4

Ingredienti:

- 1 sfoglia di pasta sfoglia
- 4 manciate di groviera, grattugiato
- 4 cucchiaini di senape
- 8 fette di prosciutto, tritate

Indicazioni:

1. Stendere la pasta sfoglia su un piano di lavoro, dividere il formaggio, il prosciutto e la senape, arrotolare bene e tagliare a rondelle medie.
2. Mettere tutti i rotoli in una friggitrice ad aria e cuocere per 10 minuti a 370 gradi F.
3. Dividere i rotoli sui piatti e servire per la colazione.

Godere!

Nutrizione: calorie 182, grassi 4, fibre 7, carboidrati 9, proteine 8

Frittata Di Gamberetti

Tempo di preparazione: 10 minuti Tempo di cottura: 15 minuti Porzioni: 4

Ingredienti:

- 4 uova
- ½ cucchiaino di basilico essiccato
- Spray da cucina
- Sale e pepe nero qb
- ½ tazza di riso, cotto
- ½ tazza di gamberetti, cotti, pelati, mondati e tritati
- ½ tazza di spinaci baby, tritati
- ½ tazza di formaggio Monterey Jack, grattugiato

Indicazioni:

1. In una ciotola mescolate le uova con sale, pepe e basilico e frullate.
2. Ungete la padella della vostra friggitrice ad aria con dello spray da cucina e aggiungete riso, gamberi e spinaci.
3. Aggiungere le uova mescolate, cospargere di formaggio dappertutto e cuocere nella friggitrice ad aria a 350 gradi F per 10 minuti.
4. Dividete tra i piatti e servite per colazione.

Godere!

Nutrizione: calorie 162, grassi 6, fibre 5, carboidrati 8, proteine 4

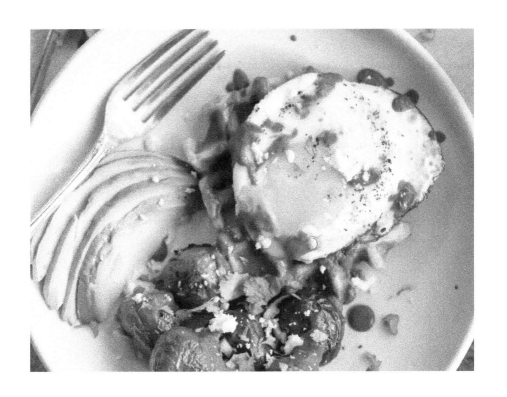

Panini Al Tonno

Tempo di preparazione: 10 minuti Tempo di cottura: 5 minuti Porzioni: 4

Ingredienti:

- 16 once di tonno in scatola, sgocciolato
- ¼ di tazza di maionese
- 2 cucchiai di senape
- 1 cucchiaio di succo di limone
- 2 cipolle verdi, tritate
- 3 muffin inglesi, tagliati a metà
- 3 cucchiai di burro
- 6 provola

Indicazioni:

1. In una ciotola, mescolare il tonno con maionese, succo di limone, senape e cipolle verdi e mescolare.

2. Ungere le metà dei muffin con il burro, metterle in una friggitrice ad aria preriscaldata e infornarle a 350 gradi F per 4 minuti.

3. Distribuire il mix di tonno sulle metà dei muffin, guarnire ciascuna con il provolone, rimettere i panini nella friggitrice e cuocerli per 4 minuti, dividere tra i piatti e servire subito a colazione.

Godere!

Nutrizione: calorie 182, grassi 4, fibre 7, carboidrati 8, proteine 6

Panini Di Gamberetti

Tempo di preparazione: 10 minuti Tempo di cottura: 5 minuti Porzioni: 4

Ingredienti:

- 1 tazza e ¼ di cheddar, sminuzzato
- 6 once di gamberetti in scatola, scolati
- 3 cucchiai di maionese
- 2 cucchiai di cipolle verdi, tritate
- 4 fette di pane integrale
- 2 cucchiai di burro, morbido

Indicazioni:

1. In una ciotola, mescola i gamberi con il formaggio, il cipollotto e la maionese e mescola bene.
2. Distribuire questo su metà delle fette di pane, sopra con le altre fette di pane, tagliate a metà in diagonale e spalmare sopra il burro.
3. Metti i panini nella tua friggitrice ad aria e cuoci a 350 gradi F per 5 minuti.
4. Dividete i panini con i gamberetti sui piatti e serviteli per colazione.

Godere!

Nutrizione: calorie 162, grassi 3, fibre 7, carboidrati 12, proteine 4

Tortilla di piselli per colazione

Tempo di preparazione: 10 minuti Tempo di cottura: 7 minuti Porzioni: 8

Ingredienti:

- ½ libbra di piselli novelli
- 4 cucchiai di burro
- 1 tazza e ½ di yogurt
- 8 uova
- ½ tazza di menta tritata
- Sale e pepe nero qb

Indicazioni:

1. Riscaldare una padella che si adatti alla tua friggitrice ad aria con il burro a fuoco medio, aggiungere i piselli, mescolare e cuocere per un paio di minuti.
2. Nel frattempo, in una ciotola, mescolate metà dello yogurt con sale, pepe, uova e menta e sbattete bene.
3. Versalo sui piselli, mescola, introduci nella tua friggitrice ad aria e cuoci a 350 gradi F per 7 minuti.
4. Distribuire il resto dello yogurt sulla tortilla, affettare e servire.

Godere!

Nutrizione: calorie 192, grassi 5, fibre 4, carboidrati 8, proteine 7

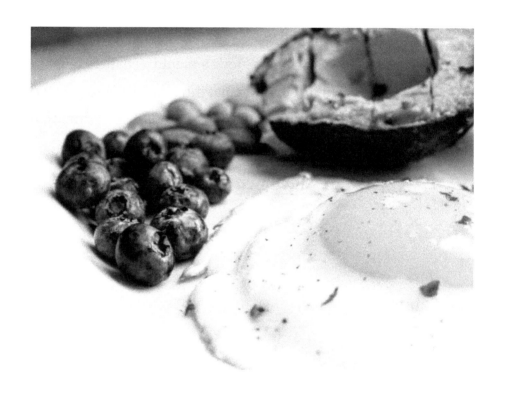

Raspberry Rolls

Tempo di preparazione: 30 minuti Tempo di cottura: 20 minuti Porzioni: 6

Ingredienti:

- 1 tazza di latte
- 4 cucchiai di burro
- 3 tazze e ¼ di farina
- 2 cucchiaini di lievito
- ¼ di tazza di zucchero
- 1 uovo

Per il ripieno:

- 8 once di crema di formaggio, morbida
- 12 once di lamponi
- 1 cucchiaino di estratto di vaniglia
- 5 cucchiai di zucchero
- 1 cucchiaio di amido di mais
- Scorza di 1 limone grattugiata

Indicazioni:

1. In una ciotola mescolate la farina con lo zucchero e il lievito e mescolate.
2. Aggiungere il latte e l'uovo, mescolare fino ad ottenere un impasto, lasciarlo lievitare per 30 minuti, trasferire l'impasto su un piano di lavoro e stendere bene.
3. In una ciotola, mescolare la crema di formaggio con lo zucchero, la vaniglia e la scorza di limone, mescolare bene e distribuire sulla pasta.
4. In un'altra ciotola, mescolare i lamponi con la maizena, mescolare e distribuire sul composto di crema di formaggio.
5. Arrotolare la pasta, tagliarla a pezzi medi, metterli nella friggitrice ad aria, spruzzarli con uno spray da cucina e cuocerli a 350 gradi F per 30 minuti.
6. Servi i tuoi panini a colazione.

Godere!

Nutrizione: calorie 261, grassi 5, fibre 8, carboidrati 9, proteine 6

Frittata di patate e porri

Tempo di preparazione: 10 minuti Tempo di cottura: 18 minuti Porzioni: 4

Ingredienti:

- 2 patate dorate, lessate, sbucciate e tritate
- 2 cucchiai di burro
- 2 porri, affettati
- Sale e pepe nero qb
- ¼ di tazza di latte intero
- 10 uova, sbattute
- 5 once di formaggio bianco, sbriciolato

Indicazioni:

1. Riscaldare una padella che si adatti alla tua friggitrice ad aria con il burro a fuoco medio, aggiungere i porri, mescolare e cuocere per 4 minuti.

2. Aggiungere le patate, il sale, il pepe, le uova, il formaggio e il latte, sbattere bene, cuocere ancora per 1 minuto, introdurre nella friggitrice ad aria e cuocere a 350 gradi F per 13 minuti.

3. Affettare la frittata, dividerla nei piatti e servire.

Godere!

Nutrizione: calorie 271, grassi 6, fibre 8, carboidrati 12, proteine 6

Farina d'avena espresso

Tempo di preparazione: 10 minuti Tempo di cottura: 17 minuti Porzioni: 4

Ingredienti:

- 1 tazza di latte
- 1 tazza di avena tagliata in acciaio
- 2 tazze e ½ d'acqua
- 2 cucchiai di zucchero
- 1 cucchiaino di caffè espresso in polvere
- 2 cucchiaini di estratto di vaniglia

Indicazioni:

1. In una padella adatta alla tua friggitrice ad aria, mescola l'avena con acqua, zucchero, latte e caffè espresso in polvere, mescola, introduci nella tua friggitrice ad aria e cuoci a 360 gradi F per 17 minuti.

2. Aggiungere l'estratto di vaniglia, mescolare, lasciare tutto da parte per 5 minuti, dividere in ciotole e servire per colazione.

Godere!

Nutrizione: calorie 261, grassi 7, fibre 6, carboidrati 39, proteine 6

Farina d'avena ai funghi

Tempo di preparazione: 10 minuti Tempo di cottura: 20 minuti Porzioni: 4

Ingredienti:

- 1 cipolla gialla piccola, tritata
- 1 tazza di avena tagliata in acciaio
- 2 spicchi d'aglio, tritati
- 2 cucchiai di burro
- ½ tazza d'acqua
- 14 once di brodo di pollo in scatola
- 3 molle di timo, tritate
- 2 cucchiai di olio extravergine di oliva
- ½ tazza di formaggio Gouda, grattugiato
- 8 once di funghi, affettati
- Sale e pepe nero qb

Indicazioni:

1. Riscalda una padella adatta alla tua friggitrice ad aria con il burro a fuoco medio, aggiungi le cipolle e l'aglio, mescola e cuoci per 4 minuti.

2. Aggiungere l'avena, l'acqua, il sale, il pepe, il brodo e il timo, mescolare, introdurre nella friggitrice ad aria e cuocere a 360 gradi per 16 minuti.

3. Nel frattempo scaldare una padella con l'olio d'oliva a fuoco medio, aggiungere i funghi, cuocerli per 3 minuti, unirli alla farina d'avena e al formaggio, mescolare, dividere in ciotole e servire per colazione.

Godere!

Nutrizione: calorie 284, grassi 8, fibre 8, carboidrati 20, proteine 17

Farina d'avena con noci e pere

Tempo di preparazione: 5 minuti Tempo di cottura: 12 minuti Porzioni: 4

Ingredienti:

- 1 tazza d'acqua
- 1 cucchiaio di burro, morbido
- ¼ di tazza di zucchero di canna
- ½ cucchiaino di cannella in polvere
- 1 tazza di fiocchi d'avena
- ½ tazza di noci tritate
- 2 tazze di pere, sbucciate e tritate
- ½ tazza di uvetta

Indicazioni:

1. In un piatto resistente al calore che si adatta alla tua friggitrice ad aria, mescola il latte con lo zucchero, il burro, l'avena, la cannella, l'uvetta, le pere e le noci, mescola, introduci nella friggitrice e cuoci a 360 gradi F per 12 minuti.
2. Dividi in ciotole e servi.

Godere!

Nutrizione: calorie 230, grassi 6, fibre 11, carboidrati 20, proteine 5

Cannella e crema di formaggio avena

Tempo di preparazione: 10 minuti Tempo di cottura: 25 minuti Porzioni: 4

Ingredienti:

- 1 tazza di avena in acciaio
- 3 tazze di latte
- 1 cucchiaio di burro
- ¾ tazza di uvetta
- 1 cucchiaino di cannella in polvere
- ¼ di tazza di zucchero di canna
- 2 cucchiai di zucchero bianco
- 2 once di crema di formaggio, morbido

Indicazioni:

1. Riscalda una padella adatta alla tua friggitrice ad aria con il burro a fuoco medio, aggiungi l'avena, mescola e tosta per 3 minuti.
2. Aggiungere il latte e l'uvetta, mescolare, introdurre nella friggitrice ad aria e cuocere a 350 gradi per 20 minuti.
3. Nel frattempo, in una ciotola, mescolate la cannella con lo zucchero di canna e mescolate.

4. In una seconda ciotola, mescolare lo zucchero bianco con la crema di formaggio e frullare.
5. Dividere l'avena in ciotole e guarnire ciascuna con cannella e crema di formaggio.

Godere!

Nutrizione: calorie 152, grassi 6, fibre 6, carboidrati 25, proteine 7

Risotto alle Ciliegie

Tempo di preparazione: 10 minuti Tempo di cottura: 12 minuti Porzioni: 4

Ingredienti:

- 1 tazza e ½ di riso Arborio
- 1 cucchiaino e mezzo di cannella in polvere
- 1/3 di tazza di zucchero di canna
- Un pizzico di sale
- 2 cucchiai di burro
- 2 mele, private del torsolo e affettate
- 1 tazza di succo di mela
- 3 tazze di latte
- ½ tazza di ciliegie essiccate

Indicazioni:

1. Riscaldare una padella che pugno la vostra friggitrice ad aria con il burro a fuoco medio, aggiungere il riso, mescolare e cuocere per 4-5 minuti.
2. Aggiungere lo zucchero, le mele, il succo di mela, il latte, la cannella e le ciliegie, mescolare, introdurre nella friggitrice ad aria e cuocere a 350 gradi F per 8 minuti.
3. Dividi in ciotole e servi per colazione.

Godere!

Nutrizione: calorie 162, grassi 12, fibre 6, carboidrati 23, proteine 8

Budino di riso, mandorle e uvetta

Tempo di preparazione: 5 minuti Tempo di cottura: 8 minuti Porzioni: 4

Ingredienti:

- 1 tazza di riso integrale
- ½ tazza di scaglie di cocco
- 1 tazza di latte
- 2 tazze d'acqua
- ½ tazza di sciroppo d'acero
- ¼ di tazza di uvetta
- ¼ di tazza di mandorle
- Un pizzico di cannella in polvere

Indicazioni:

1. Metti il riso in una padella adatta alla tua friggitrice ad aria, aggiungi l'acqua, scalda sul fornello a fuoco medio alto, cuoci fino a quando il riso è morbido e scolalo.

2. Aggiungere il latte, le scaglie di cocco, le mandorle, l'uvetta, la cannella e lo sciroppo d'acero, mescolare bene, introdurre nella friggitrice ad aria e cuocere a 360 gradi per 8 minuti.

3. Dividete il budino di riso in ciotole e servite.

Godere!

Nutrizione: calorie 251, grassi 6, fibre 8, carboidrati 39, proteine 12

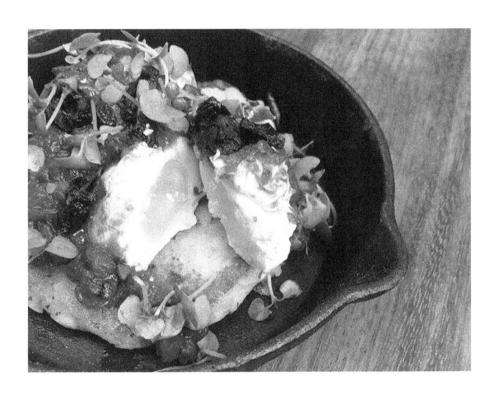

Datteri e Budino di Miglio

Tempo di preparazione: 10 minuti Tempo di cottura: 15 minuti Porzioni: 4

Ingredienti:

- 14 once di latte
- 7 once di acqua
- 2/3 di tazza di miglio
- 4 datteri snocciolati
- Miele per servire

Indicazioni:

1. Metti il miglio in una padella adatta alla tua friggitrice ad aria, aggiungi i datteri, il latte e l'acqua, mescola, introduci nella tua friggitrice e cuoci a 360 gradi per 15 minuti.
2. Dividete tra i piatti, cospargete di miele e servite a colazione.

Godere!

Nutrizione: calorie 231, grassi 6, fibre 6, carboidrati 18, proteine 6

Ricette per il pranzo con friggitrice ad aria

Panini all'uovo a pranzo

Tempo di preparazione: 10 minuti Tempo di cottura: 15 minuti Porzioni: 4

Ingredienti:

- ½ tazza di funghi, tritati
- ½ tazza di carote, grattugiate
- ½ tazza di zucchine, grattugiate
- 2 cipolle verdi, tritate
- 2 cucchiai di salsa di soia
- 8 involucri per involtini di uova
- 1 uovo, sbattuto
- 1 cucchiaio di amido di mais

Indicazioni:

1. In una ciotola, mescolare le carote con i funghi, le zucchine, le cipolle verdi e la salsa di soia e mescolare bene.
2. Disporre gli involucri per involtini di uova su una superficie di lavoro, dividere il mix di verdure su ciascuno e arrotolare bene.

3. In una ciotola, mescolare la maizena con l'uovo, sbattere bene e spennellare gli involtini di uova con questo composto.
4. Sigilla i bordi, metti tutti i rotoli nella tua friggitrice ad aria preriscaldata e cuocili a 370 gradi F per 15 minuti.
5. Disporli su un piatto da portata e servirli a pranzo.

Godere!

Nutrizione: calorie 172, grassi 6, fibre 6, carboidrati 8, proteine 7

Toast vegetariano

Tempo di preparazione: 10 minuti Tempo di cottura: 15 minuti Porzioni: 4

Ingredienti:

- 1 peperone rosso, tagliato a listarelle sottili
- 1 tazza di funghi cremimi, a fette
- 1 zucca gialla, tritata
- 2 cipolle verdi, affettate
- 1 cucchiaio di olio d'oliva
- 4 fette di pane
- 2 cucchiai di burro, morbido
- ½ tazza di formaggio di capra, sbriciolato

Indicazioni:

1. In una ciotola, mescolare il peperone rosso con i funghi, la zucca, le cipolle verdi e l'olio, mescolare, trasferire nella friggitrice ad aria, cuocerli a 350 gradi F per 10 minuti, scuotendo una volta la friggitrice e trasferirli in una ciotola.
2. Spalmare il burro sulle fette di pane, metterle in una friggitrice e cuocerle a 350 gradi per 5 minuti.

3. Dividete il mix vegetariano su ogni fetta di pane, coprite con il formaggio sbriciolato e servite per pranzo.

Godere!

Nutrizione: calorie 152, grassi 3, fibre 4, carboidrati 7, proteine 2

Funghi stufati

Tempo di preparazione: 10 minuti Tempo di cottura: 20 minuti Porzioni: 4

Ingredienti:

- 4 cappucci grandi di funghi Portobello
- 1 cucchiaio di olio d'oliva
- ¼ tazza di ricotta
- 5 cucchiai di parmigiano grattugiato
- 1 tazza di spinaci, strappati
- 1/3 di tazza di pangrattato
- ¼ di cucchiaino di rosmarino tritato

Indicazioni:

1. Strofina i cappucci dei funghi con l'olio, mettili nel cestello della tua friggitrice e cuocili a 350 gradi F per 2 minuti.
2. Nel frattempo, in una ciotola, mescolate metà del parmigiano con la ricotta, gli spinaci, il rosmarino e il pangrattato e mescolate bene.

3. Farcite i funghi con questo mix, cospargete il resto del parmigiano, metteteli di nuovo nel cestello della vostra friggitrice e cuocete a 350 gradi F per 10 minuti.
4. Divideteli nei piatti e servite con contorno di insalata a pranzo.

Godere!

Nutrizione: calorie 152, grassi 4, fibre 7, carboidrati 9, proteine 5

Pizze Pranzo Rapido

**Tempo di preparazione: 10 minuti Tempo di cottura: 7 minuti
Porzioni: 4**

Ingredienti:

- 4 focacce
- 1 cucchiaio di olio d'oliva
- ¾ tazza di salsa per pizza
- 4 once di funghi in vaso, affettati
- ½ cucchiaino di basilico essiccato
- 2 cipolle verdi, tritate
- 2 tazze di mozzarella, grattugiata
- 1 tazza di pomodorini, a fette

Indicazioni:

1. Spalmare la salsa per pizza su ogni pane pita, cospargere di cipolle verdi e basilico, dividere i funghi e guarnire con il formaggio.

2. Sistema le pizze pita nella tua friggitrice ad aria e cuocile a 400 gradi per 7 minuti.

3. Ricoprire ogni pizza con fette di pomodoro, dividere tra i piatti e servire.

Godere!

Nutrizione: calorie 200, grassi 4, fibre 6, carboidrati 7, proteine 3

Gnocchi a pranzo

Tempo di preparazione: 10 minuti Tempo di cottura: 17 minuti Porzioni: 4

Ingredienti:

- 1 cipolla gialla, tritata
- 1 cucchiaio di olio d'oliva
- 3 spicchi d'aglio, tritati
- 16 once di gnocchi
- ¼ di tazza di parmigiano, grattugiato
- 8 once di pesto di spinaci

Indicazioni:

1. Ungere la padella della friggitrice con olio d'oliva, aggiungere gli gnocchi, la cipolla e l'aglio, mescolare, mettere la padella nella friggitrice e cuocere a 400 gradi F per 10 minuti.
2. Aggiungere il pesto, mescolare e cuocere per altri 7 minuti a 350 gradi F.
3. Dividi tra i piatti e servi per il pranzo.

Godere!

Nutrizione: calorie 200, grassi 4, fibre 4, carboidrati 12, proteine 4

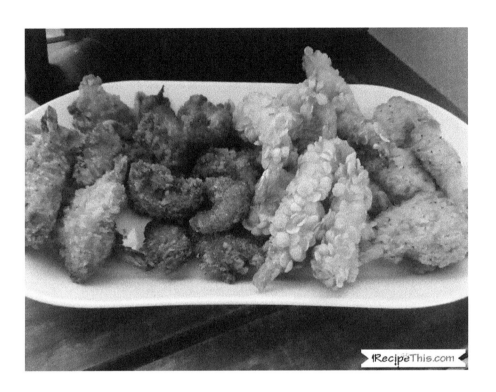

Tortillas di tonno e zucchine

Tempo di preparazione: 10 minuti Tempo di cottura: 10 minuti Porzioni: 4

Ingredienti:

- 4 tortillas di mais
- 4 cucchiai di burro, morbido
- 6 once di tonno in scatola, sgocciolato
- 1 tazza di zucchine, sminuzzate
- 1/3 di tazza di maionese
- 2 cucchiai di senape
- 1 tazza di formaggio cheddar, grattugiato

Indicazioni:

1. Spalmare il burro sulle tortillas, metterle nel cestello della friggitrice e cuocerle a 400 gradi F per 3 minuti.
2. Nel frattempo, in una ciotola, mescolate il tonno con le zucchine, la maionese e la senape e mescolate.
3. Dividi questo mix su ogni tortilla, aggiungi il formaggio, arrotola le tortillas, mettile di nuovo nel cestello della tua friggitrice e cuocile a 400 gradi F per altri 4 minuti.
4. Servire a pranzo.

Godere!

Nutrizione: calorie 162, grassi 4, fibre 8, carboidrati 9, proteine 4

Frittelle Di Zucca

Tempo di preparazione: 10 minuti Tempo di cottura: 7 minuti Porzioni: 4

Ingredienti:

- 3 once di crema di formaggio
- 1 uovo, sbattuto
- ½ cucchiaino di origano essiccato
- Un pizzico di sale e pepe nero
- 1 zucca gialla estiva, grattugiata
- 1/3 di tazza di carota, grattugiata
- 2/3 di tazza di pangrattato
- 2 cucchiai di olio d'oliva

Indicazioni:

1. In una ciotola mescolate la crema di formaggio con sale, pepe, origano, uovo, pangrattato, carota e zucca e mescolate bene.
2. Con questa miscela forma delle polpette medie e spennellale con l'olio.
3. Metti le polpette di zucca nella friggitrice e cuocile a 400 gradi F per 7 minuti.
4. Servili per pranzo.

Godere!

Nutrizione: calorie 200, grassi 4, fibre 7, carboidrati 8, proteine 6

Crocchette di gamberetti a pranzo

Tempo di preparazione: 10 minuti Tempo di cottura: 8 minuti Porzioni: 4

Ingredienti:

- Gamberetti da 2/3 libbre, cotti, pelati, puliti e tritati
- 1 tazza e ½ di pangrattato
- 1 uovo, sbattuto
- 2 cucchiai di succo di limone
- 3 cipolle verdi, tritate
- ½ cucchiaino di basilico essiccato
- Sale e pepe nero qb
- 2 cucchiai di olio d'oliva

Indicazioni:

1. In una ciotola mescolate metà del pangrattato con l'uovo e il succo di limone e mescolate bene.
2. Aggiungere le cipolle verdi, il basilico, il sale, il pepe e i gamberi e mescolare bene.
3. In una ciotola a parte, mescolare il resto del pangrattato con l'olio e mescolare bene.

4. Formare delle palline rotonde con il mix di gamberetti, passarle nel pangrattato, metterle in una friggitrice ad aria preriscaldata e cuocere per 8 minuti a 400 gradi F.
5. Serviteli con un tuffo a pranzo.

Godere!

Nutrizione: calorie 142, grassi 4, fibre 6, carboidrati 9, proteine 4

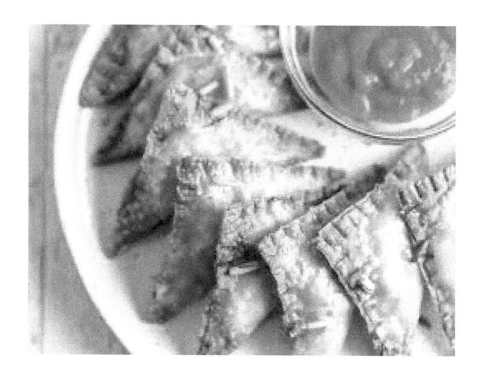

Pancake speciale per il pranzo

Tempo di preparazione: 10 minuti Tempo di cottura: 10 minuti Porzioni: 2

Ingredienti:

- 1 cucchiaio di burro
- 3 uova, sbattute
- ½ tazza di farina
- ½ tazza di latte
- 1 tazza di salsa
- 1 tazza di gamberetti piccoli, pelati e sgusciati

Indicazioni:

1. Preriscalda la tua friggitrice ad aria a 400 gradi F, aggiungi la padella, aggiungi 1 cucchiaio di burro e fallo sciogliere.

2. In una ciotola mescolare le uova con la farina e il latte, sbattere bene e versare in una padella ad aria, stendere, cuocere a 350 gradi per 12 minuti e trasferire su un piatto.

3. In una ciotola, mescola i gamberi con la salsa, mescola e servi la tua frittella con questo lato.

Godere!

Nutrizione: calorie 200, grassi 6, fibre 8, carboidrati 12, proteine 4

Capesante e aneto

Tempo di preparazione: 10 minuti Tempo di cottura: 5 minuti Porzioni: 4

Ingredienti:

- Capesante di mare da 1 libbra, private della barba
- 1 cucchiaio di succo di limone
- 1 cucchiaino di aneto, tritato
- 2 cucchiaini di olio d'oliva
- Sale e pepe nero qb

Indicazioni:

1. Nella tua friggitrice ad aria, mescola le capesante con aneto, olio, sale, pepe e succo di limone, copri e cuoci a 360 gradi per 5 minuti.
2. Scartare quelle non aperte, dividere le capesante e la salsa all'aneto nei piatti e servire per il pranzo.

Godere!

Nutrizione: calorie 152, grassi 4, fibre 7, carboidrati 19, proteine 4

Panini Di Pollo

Tempo di preparazione: 10 minuti Tempo di cottura: 10 minuti Porzioni: 4

Ingredienti:

- 2 petti di pollo, senza pelle, disossati e tagliati a cubetti
- 1 cipolla rossa, tritata
- 1 peperone rosso, affettato
- ½ tazza di condimento italiano
- ½ cucchiaino di timo essiccato
- 2 tazze di lattuga al burro, spezzettata
- 4 tasche pita
- 1 tazza di pomodorini, tagliati a metà
- 1 cucchiaio di olio d'oliva

Indicazioni:

1. Nella tua friggitrice ad aria, mescola il pollo con cipolla, peperone, condimento italiano e olio, mescola e cuoci a 380 gradi F per 10 minuti.

2. Trasferire il mix di pollo in una ciotola, aggiungere il timo, la lattuga al burro ei pomodorini, mescolare bene, farcire le tasche di pita con questo mix e servire per il pranzo.

Godere!

Nutrizione: calorie 126, grassi 4, fibre 8, carboidrati 14, proteine 4

Mix Di Pollo Fresco

Tempo di preparazione: 10 minuti Tempo di cottura: 22 minuti Porzioni: 4

Ingredienti:

- 2 petti di pollo, senza pelle, disossati e tagliati a cubetti
- 8 funghi champignon, affettati
- 1 peperone rosso, tritato
- 1 cucchiaio di olio d'oliva
- ½ cucchiaino di timo essiccato
- 10 once di salsa Alfredo
- 6 fette di pane
- 2 cucchiai di burro, morbido

Indicazioni:

1. Nella tua friggitrice ad aria, mescola il pollo con i funghi, il peperone e l'olio, mescola per ricoprire bene e cuoci a 350 gradi F per 15 minuti.
2. Trasferire il mix di pollo in una ciotola, aggiungere il timo e la salsa Alfredo, mescolare, tornare nella friggitrice e cuocere a 350 gradi F per altri 4 minuti.

3. Spalmare il burro sulle fette di pane, aggiungerlo alla friggitrice, con il lato del burro rivolto verso l'alto e cuocere per altri 4 minuti.
4. Disporre le fette di pane tostato su un vassoio, guarnire ciascuna con il mix di pollo e servire per il pranzo.

Godere!

Nutrizione: calorie 172, grassi 4, fibre 9, carboidrati 12, proteine 4

Panini con pancetta calda

**Tempo di preparazione: 10 minuti Tempo di cottura: 7 minuti
Porzioni: 4**

Ingredienti:

- 1/3 di tazza di salsa barbecue
- 2 cucchiai di miele
- 8 fette di pancetta, cotte e tagliate a terzi
- 1 peperone rosso, affettato
- 1 peperone giallo, affettato
- 3 tasche pita, dimezzate
- 1 tazza e ¼ di foglie di lattuga al burro, strappate
- 2 pomodori, affettati

Indicazioni:

1. In una ciotola, mescolare la salsa barbecue con il miele
   e frullare bene.
2. Spennella la pancetta e tutti i peperoni con un po 'di
   questo mix, mettili nella tua friggitrice e cuoci a 350
   gradi F per 4 minuti.
3. Agitare la friggitrice e cuocere per altri 2 minuti.

4. Farcire le tasche di pita con il mix di pancetta, farcire anche con pomodori e lattuga, spalmare il resto della salsa barbecue e servire per il pranzo.

Godere!

Nutrizione: calorie 186, grassi 6, fibre 9, carboidrati 14, proteine 4

Pollo al latticello

Tempo di preparazione: 10 minuti Tempo di cottura: 18 minuti Porzioni: 4

Ingredienti:

- 1 e ½ libbra di cosce di pollo
- 2 tazze di latticello
- Sale e pepe nero qb
- Un pizzico di pepe di Caienna
- 2 tazze di farina bianca
- 1 cucchiaio di lievito in polvere
- 1 cucchiaio di paprika dolce
- 1 cucchiaio di aglio in polvere

Indicazioni:

1. In una ciotola, mescolare le cosce di pollo con il latticello, sale, pepe e pepe di Caienna, mescolare e lasciare da parte per 6 ore.
2. In una ciotola a parte, mescolare la farina con la paprika, il lievito e l'aglio in polvere e mescolare,

3. Scolare le cosce di pollo, passarle nel mix di farina, disporle nella friggitrice e cuocere a 360 gradi per 8 minuti.

4. Girare i pezzi di pollo, cuocerli per altri 10 minuti, disporre su un piatto da portata e servire per il pranzo.

Godere!

Nutrizione: calorie 200, grassi 3, fibre 9, carboidrati 14, proteine 4

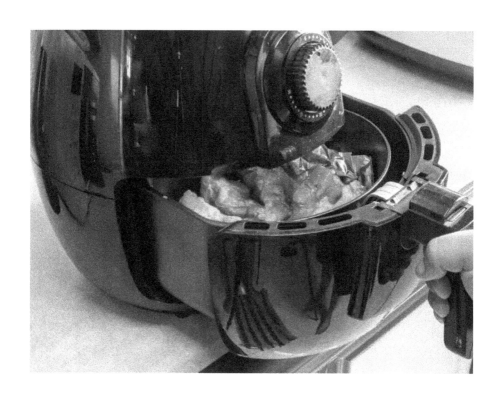

Torta Di Pollo

Tempo di preparazione: 10 minuti Tempo di cottura: 16 minuti Porzioni: 4

Ingredienti:

- 2 cosce di pollo, disossate, senza pelle e tagliate a cubetti
- 1 carota, tritata
- 1 cipolla gialla, tritata
- 2 patate, tritate
- 2 funghi, tritati
- 1 cucchiaino di salsa di soia
- Sale e pepe nero qb
- 1 cucchiaino di condimento italiano
- ½ cucchiaino di aglio in polvere
- 1 cucchiaino di salsa Worcestershire
- 1 cucchiaio di farina
- 1 cucchiaio di latte
- 2 sfoglie di pasta sfoglia
- 1 cucchiaio di burro, sciolto

Indicazioni:

1. Riscaldare una padella a fuoco medio-alto, aggiungere le patate, le carote e la cipolla, mescolare e cuocere per 2 minuti.
2. Aggiungere pollo e funghi, sale, salsa di soia, pepe, condimento italiano, aglio in polvere, salsa Worcestershire, farina e latte, mescolare bene e togliere dal fuoco.
3. Metti 1 sfoglia di pasta sfoglia sul fondo della padella della tua friggitrice ad aria e taglia il bordo in eccesso.
4. Aggiungere il mix di pollo, guarnire con l'altra sfoglia, tagliare anche l'eccesso e spennellare la torta con il burro.
5. Mettere nella friggitrice ad aria e cuocere a 360 gradi per 6 minuti.
6. Lasciar raffreddare la torta, affettare e servire per colazione.

Godere!

Nutrizione: calorie 300, grassi 5, fibre 7, carboidrati 14, proteine 7

Maccheroni e formaggio

Tempo di preparazione: 10 minuti Tempo di cottura: 30 minuti Porzioni: 3

Ingredienti:

- 1 tazza e ½ di maccheroni preferiti
- Spray da cucina
- ½ tazza di panna
- 1 tazza di brodo di pollo
- ¾ tazza di formaggio cheddar, sminuzzato
- ½ tazza di mozzarella, sminuzzata
- ¼ di tazza di parmigiano, sminuzzato
- Sale e pepe nero qb

Indicazioni:

1. Spruzzare una padella con spray da cucina, aggiungere i maccheroni, la panna, il brodo, il formaggio cheddar, la mozzarella e il parmigiano ma anche sale e pepe, mescolare bene, mettere la padella nel cestello della friggitrice e cuocere per 30 minuti.
2. Dividi tra i piatti e servi per il pranzo.

Godere!

Nutrizione: calorie 341, grassi 7, fibre 8, carboidrati 18, proteine 4

Pranzo Fajitas

Tempo di preparazione: 10 minuti Tempo di cottura: 10 minuti Porzioni: 4

Ingredienti:

- 1 cucchiaino di aglio in polvere
- ¼ di cucchiaino di cumino, macinato
- ½ cucchiaino di peperoncino in polvere
- Sale e pepe nero qb
- ¼ di cucchiaino di coriandolo, macinato
- 1 libbra di petti di pollo, tagliati a strisce
- 1 peperone rosso, affettato
- 1 peperone verde, affettato
- 1 cipolla gialla, tritata
- 1 cucchiaio di succo di lime
- Spray da cucina
- 4 tortillas, riscaldate
- Salsa per servire
- Panna acida per servire
- 1 tazza di foglie di lattuga, strappate per servire

Indicazioni:

1. In una ciotola, mescola il pollo con l'aglio in polvere, il cumino, il peperoncino, il sale, il pepe, il coriandolo, il succo di lime, il peperone rosso, il peperone verde e la cipolla, mescola, lascia da parte per 10 minuti, trasferisci nella tua friggitrice e condisci un po 'di cottura spruzzare dappertutto.
2. Mescolare e cuocere a 400 gradi F per 10 minuti.
3. Disporre le tortillas su un piano di lavoro, dividere il mix di pollo, aggiungere anche la salsa, la panna acida e la lattuga, avvolgere e servire per il pranzo.

Godere!

Nutrizione: calorie 317, grassi 6, fibre 8, carboidrati 14, proteine 4

Insalata Di Pollo A Pranzo

Tempo di preparazione: 10 minuti Tempo di cottura: 20 minuti Porzioni: 4

Ingredienti:

- 2 spighe di grano, mondate
- 1 libbra di offerte di pollo, disossate
- Olio d'oliva q.b.
- Sale e pepe nero qb
- 1 cucchiaino di paprika dolce
- 1 cucchiaio di zucchero di canna
- ½ cucchiaino di aglio in polvere
- ½ cespo di lattuga iceberg, tagliata a listarelle medie
- ½ cespo di lattuga romana tagliata a listarelle medie
- 1 tazza di fagioli neri in scatola, scolati
- 1 tazza di formaggio cheddar, sminuzzato
- 3 cucchiai di coriandolo tritato
- 4 cipolle verdi, tritate
- 12 pomodorini, affettati
- ¼ di tazza di condimento ranch
- 3 cucchiai di salsa barbecue

Indicazioni:

1. Metti il mais nella tua friggitrice ad aria, condisci un filo d'olio, mescola, cuoci a 400 gradi F per 10 minuti, trasferisci su un piatto e lascia da parte per ora.

2. Metti il pollo nel cestello della tua friggitrice ad aria, aggiungi sale, pepe, zucchero di canna, paprika e aglio in polvere, mescola, versa altro olio, cuoci a 400 gradi F per 10 minuti, girandoli a metà, trasferisci le offerte su un tagliere e tritatele .

3. Eliminare i chicchi dalla pannocchia, trasferire il mais in una ciotola, aggiungere il pollo, la lattuga iceberg, la lattuga romana, i fagioli neri, il formaggio, il coriandolo, i pomodori, le cipolle, la salsa barbecue e il condimento del ranch, mescolare bene e servire per il pranzo.

Godere!

Nutrizione: calorie 372, grassi 6, fibre 9, carboidrati 17, proteine 6

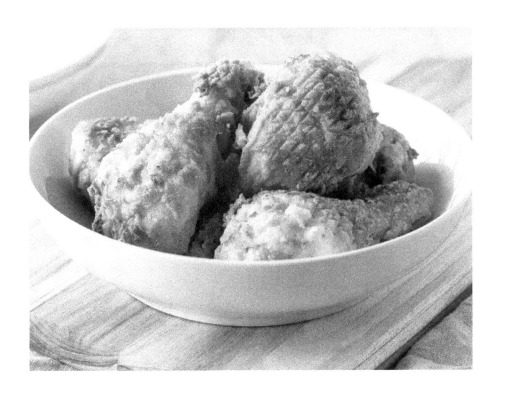

Pesce e patatine

Tempo di preparazione: 10 minuti Tempo di cottura: 12 minuti Porzioni: 2

Ingredienti:

- 2 filetti di merluzzo medio, senza pelle e disossati
- Sale e pepe nero qb
- ¼ di tazza di latticello
- 3 tazze di patatine fritte, cotte

Indicazioni:

1. In una ciotola mescolate il pesce con sale, pepe e latticello, saltate e lasciate da parte per 5 minuti.

2. Metti le patatine nel tuo robot da cucina, schiacciale e stendile su un piatto.

3. Aggiungere il pesce e premere bene su tutti i lati.

4. Trasferisci il pesce nel cestello della tua friggitrice e cuoci a 400 gradi F per 12 minuti.

5. Servire caldo a pranzo.

Godere!

Nutrizione: calorie 271, grassi 7, fibre 9, carboidrati 14, proteine 4

Hash Brown Toast

Tempo di preparazione: 10 minuti Tempo di cottura: 7 minuti Porzioni: 4

Ingredienti:

- 4 tortini marroni di hash, congelati
- 1 cucchiaio di olio d'oliva
- ¼ di tazza di pomodorini, tritati
- 3 cucchiai di mozzarella, sminuzzata
- 2 cucchiai di parmigiano grattugiato
- 1 cucchiaio di aceto balsamico
- 1 cucchiaio di basilico, tritato

Indicazioni:

1. Metti le polpette di hash brown nella tua friggitrice ad aria, condisci con l'olio e cuocile a 400 gradi F per 7 minuti.

2. In una ciotola mescolate i pomodori con la mozzarella, il parmigiano, l'aceto e il basilico e mescolate bene.

3. Dividere le polpette di hash brown sui piatti, guarnire ciascuna con il mix di pomodori e servire per il pranzo.

Godere!

Nutrizione: calorie 199, grassi 3, fibre 8, carboidrati 12, proteine 4

Cubetti Di Manzo Deliziosi

Tempo di preparazione: 10 minuti Tempo di cottura: 12 minuti Porzioni: 4

Ingredienti:

- 1 libbra di controfiletto, a cubetti
- 16 once di salsa per pasta in barattolo
- 1 tazza e ½ di pangrattato
- 2 cucchiai di olio d'oliva
- ½ cucchiaino di maggiorana essiccata
- Riso bianco, già cotto per servire

Indicazioni:

1. In una ciotola, mescolare i cubetti di manzo con il sugo di pasta e mescolare bene.
2. In un'altra ciotola mescolate il pangrattato con la maggiorana e l'olio e mescolate bene.
3. Immergere i cubetti di manzo in questa miscela, metterli nella friggitrice e cuocere a 360 gradi per 12 minuti.
4. Dividere tra i piatti e servire con riso bianco a parte.

Godere!

Nutrizione: calorie 271, grassi 6, fibre 9, carboidrati 18, proteine 12

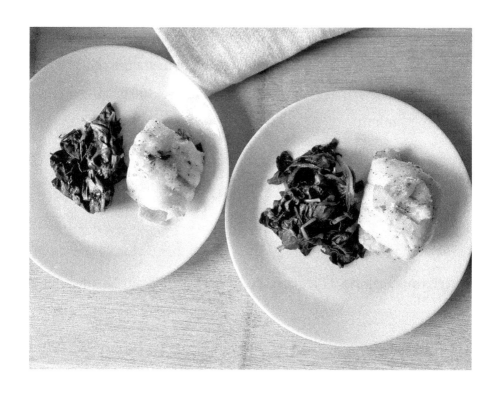

Insalata di pasta

Tempo di preparazione: 10 minuti Tempo di cottura: 12 minuti Porzioni: 6

Ingredienti:

- 1 zucchina, tagliata a metà e tritata grossolanamente
- 1 peperone arancione, tritato grossolanamente
- 1 peperone verde, tritato grossolanamente
- 1 cipolla rossa, tritata grossolanamente
- 4 once di funghi marroni, tagliati a metà
- Sale e pepe nero qb
- 1 cucchiaino di condimento italiano
- 1 libbra di penne rigate, già cotte
- 1 tazza di pomodorini, tagliati a metà
- ½ tazza di olive kalamata, snocciolate e tagliate a metà
- ¼ di tazza di olio d'oliva
- 3 cucchiai di aceto balsamico
- 2 cucchiai di basilico tritato

Indicazioni:

1. In una ciotola, mescolare le zucchine con i funghi, il peperone arancione, il peperone verde, la cipolla rossa,

il sale, il pepe, il condimento italiano e l'olio, mescolare
bene, trasferire in una friggitrice ad aria preriscaldata a
380 gradi F e cuocere per 12 minuti.

2. In una grande insalatiera, mescolare la pasta con
verdure cotte, pomodorini, olive, aceto e basilico,
mescolare e servire a pranzo.

Godere!

Nutrizione: calorie 200, grassi 5, fibre 8, carboidrati 10, proteine
6

Philadelphia Chicken Lunch

Tempo di preparazione: 10 minuti Tempo di cottura: 30 minuti Porzioni: 4

Ingredienti:

- 1 cucchiaino di olio d'oliva
- 1 cipolla gialla, affettata
- 2 petti di pollo, senza pelle, disossati e affettati
- Sale e pepe nero qb
- 1 cucchiaio di salsa Worcestershire
- 14 once di pasta per pizza
- 1 tazza e ½ di formaggio cheddar grattugiato
- ½ tazza di salsa al formaggio in vaso

Indicazioni:

1. Preriscalda la tua friggitrice ad aria a 400 gradi F, aggiungi metà dell'olio e le cipolle e friggetele per 8 minuti, mescolando una volta.
2. Aggiungere i pezzi di pollo, la salsa Worcestershire, sale e pepe, mescolare, soffriggere all'aria per altri 8 minuti, mescolando una volta e trasferire il tutto in una ciotola.

3. Stendere la pasta per pizza su un piano di lavoro e formare un rettangolo.
4. Distribuire metà del formaggio dappertutto, aggiungere il mix di pollo e cipolla e guarnire con la salsa di formaggio.
5. Arrotolare la pasta e formare una U.
6. Metti il rotolo nel cestello della friggitrice, spennella con il resto dell'olio e cuoci a 370 gradi per 12 minuti, girando il rotolo a metà.
7. Affetta il tuo rotolo quando è caldo e servi per pranzo.

Godere!

Nutrizione: calorie 300, grassi 8, fibre 17, carboidrati 20, proteine 6

Gustosi Cheeseburger

Tempo di preparazione: 10 minuti Tempo di cottura: 20 minuti Porzioni: 2

Ingredienti:

- 12 once di manzo magro, macinato
- 4 cucchiaini di ketchup
- 3 cucchiai di cipolla gialla, tritata
- 2 cucchiaini di senape
- Sale e pepe nero qb
- 4 fette di formaggio cheddar
- 2 panini per hamburger, tagliati a metà

Indicazioni:

1. In una ciotola, mescola la carne di manzo con la cipolla, il ketchup, la senape, il sale e il pepe, mescola bene e forma 4 polpette con questo composto.
2. Dividere il formaggio su 2 tortini e guarnire con gli altri 2 tortini.
3. Metterli in una friggitrice ad aria preriscaldata a 370 gradi F e friggerli per 20 minuti.

4. Dividete il cheeseburger su 2 metà del panino, coprite con le altre 2 e servite per pranzo.

Godere!

Nutrizione: calorie 261, grassi 6, fibre 10, carboidrati 20, proteine 6

Koftas turco

Tempo di preparazione: 10 minuti Tempo di cottura: 15 minuti Porzioni: 2

Ingredienti:
- 1 porro tritato
- 2 cucchiai di formaggio feta, sbriciolato
- ½ libbra di manzo magro, tritato
- 1 cucchiaio di cumino, macinato
- 1 cucchiaio di menta, tritata
- 1 cucchiaio di prezzemolo tritato
- 1 cucchiaino di aglio, tritato
- Sale e pepe nero qb

Indicazioni:

1. In una ciotola mescolate la carne di manzo con il porro, il formaggio, il cumino, la menta, il prezzemolo, l'aglio, il sale e il pepe, mescolate bene, modellate i vostri koftas e adagiateli su bastoncini.

2. Aggiungi i koftas alla tua friggitrice ad aria preriscaldata a 360 gradi F e cuocili per 15 minuti.

3. Serviteli con un'insalata di contorno a pranzo.

Godere!

Nutrizione: calorie 281, grassi 7, fibre 8, carboidrati 17, proteine 6

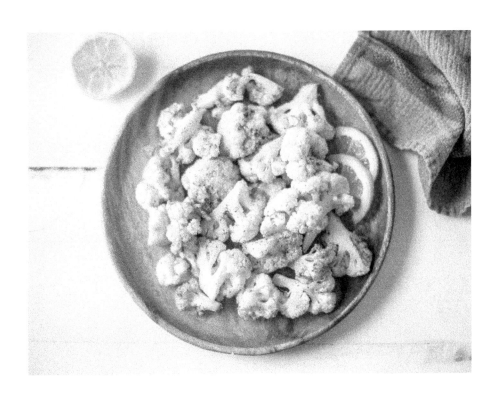

Spiedini di pollo

Tempo di preparazione: 10 minuti Tempo di cottura: 20 minuti Porzioni: 2

Ingredienti:

- 3 peperoni arancioni, tagliati a quadrati
- ¼ di tazza di miele
- 1/3 di tazza di salsa di soia
- Sale e pepe nero qb
- Spray da cucina
- 6 funghi, tagliati a metà
- 2 petti di pollo, senza pelle, disossati e tagliati grossolanamente a cubetti

Indicazioni:

1. In una ciotola, mescola il pollo con sale, pepe, miele, diciamo salsa e un po 'di spray da cucina e mescola bene.

2. Infilare pollo, peperoni e funghi sugli spiedini, metterli nella friggitrice ad aria e cuocere a 338 gradi F per 20 minuti.

3. Dividi tra i piatti e servi per il pranzo.

Godere!

Nutrizione: calorie 261, grassi 7, fibre 9, carboidrati 12, proteine 6

Pranzo Di Maiale Cinese

Tempo di preparazione: 10 minuti Tempo di cottura: 12 minuti Porzioni: 4

Ingredienti:

- 2 uova
- 2 libbre di maiale, tagliata a cubetti medi
- 1 tazza di amido di mais
- 1 cucchiaino di olio di sesamo
- Sale e pepe nero qb
- Un pizzico di cinque spezie cinesi
- 3 cucchiai di olio di canola
- Salsa di pomodoro dolce per servire

Indicazioni:

1. In una ciotola, mescola cinque spezie con sale, pepe e amido di mais e mescola.
2. In un'altra ciotola, mescolare le uova con l'olio di sesamo e sbattere bene.
3. Immergi i cubetti di maiale nella miscela di amido di mais, quindi immergili nel mix di uova e mettili nella friggitrice che hai unto con l'olio di canola.

4. Cuocere a 340 gradi per 12 minuti, scuotendo una volta la friggitrice.

5. Servire il maiale a pranzo con la salsa di pomodoro dolce a parte.

Godere!

Nutrizione: calorie 320, grassi 8, fibre 12, carboidrati 20, proteine 5

Polpette Di Manzo Pranzo

Tempo di preparazione: 10 minuti Tempo di cottura: 15 minuti Porzioni: 4

Ingredienti:

- ½ libbra di manzo, macinata
- ½ libbra di salsiccia italiana, tritata
- ½ cucchiaino di aglio in polvere
- ½ cucchiaino di cipolla in polvere
- Sale e pepe nero qb
- ½ tazza di formaggio cheddar, grattugiato
- Purè di patate per servire

Indicazioni:

1. In una ciotola, mescolare la carne di manzo con la salsiccia, l'aglio in polvere, la cipolla in polvere, il sale, il pepe e il formaggio, mescolare bene e formare 16 polpette con questo composto.
2. Metti le polpette nella tua friggitrice ad aria e cuocile a 370 gradi F per 15 minuti.
3. Servire le polpette con un po 'di purè di patate a parte.

Godere!

Nutrizione: calorie 333, grassi 23, fibra 1, carboidrati 8, proteine 20

Deliziose Ali Di Pollo

Tempo di preparazione: 10 minuti Tempo di cottura: 45 minuti Porzioni: 4

Ingredienti:

- 3 libbre di ali di pollo
- ½ tazza di burro
- 1 cucchiaio di condimento di alloro antico
- ¾ tazza di fecola di patate
- 1 cucchiaino di succo di limone
- Spicchi di limone per servire

Indicazioni:

1. In una ciotola, mescolare l'amido con il condimento della vecchia alloro e le ali di pollo e mescolare bene.
2. Metti le ali di pollo nel cestello della tua friggitrice e cuocile a 360 ° F per 35 minuti scuotendo di tanto in tanto la friggitrice.
3. Aumentare la temperatura a 400 gradi F, cuocere le ali di pollo per altri 10 minuti e dividerle sui piatti.
4. Riscaldare una padella a fuoco medio, aggiungere il burro e farlo sciogliere.

5. Aggiungere il succo di limone, mescolare bene, togliere dal fuoco e irrorare con le ali di pollo.

6. Serviteli a pranzo con spicchi di limone a parte.

Godere!

Nutrizione: calorie 271, grassi 6, fibre 8, carboidrati 18, proteine 18

Hot Dog facili

Tempo di preparazione: 10 minuti Tempo di cottura: 7 minuti Porzioni: 2

Ingredienti:

- 2 panini per hot dog
- 2 hot dog
- 1 cucchiaio di senape di Digione
- 2 cucchiai di formaggio cheddar, grattugiato

Indicazioni:

1. Metti gli hot dog nella friggitrice ad aria preriscaldata e cuocili a 390 gradi F per 5 minuti.
2. Dividi gli hot dog in panini da hot dog, spalma senape e formaggio, rimetti tutto nella friggitrice e cuoci per altri 2 minuti a 390 gradi F.
3. Servire a pranzo.

Godere!

Nutrizione: calorie 211, grassi 3, fibre 8, carboidrati 12, proteine 4

Mix di pollo giapponese

**Tempo di preparazione: 10 minuti Tempo di cottura: 8 minuti
Porzioni: 2**

Ingredienti:

- 2 cosce di pollo, senza pelle e disossate
- 2 fette di zenzero tritate
- 3 spicchi d'aglio, tritati
- ¼ di tazza di salsa di soia
- ¼ di tazza di mirin
- 1/8 di tazza di sake
- ½ cucchiaino di olio di sesamo
- 1/8 di tazza d'acqua
- 2 cucchiai di zucchero
- 1 cucchiaio di amido di mais mescolato con 2 cucchiai di acqua
- Semi di sesamo per servire

Indicazioni:

1. In una ciotola, mescolare le cosce di pollo con zenzero, aglio, salsa di soia, mirin, sake, olio, acqua, zucchero e amido di mais, mescolare bene, trasferire in una

friggitrice ad aria preriscaldata e cuocere a 360 ° F per 8 minuti.

2. Dividete tra i piatti, cospargete sopra i semi di sesamo e servite con un contorno di insalata a pranzo.

Godere!

Nutrizione: calorie 300, grassi 7, fibre 9, carboidrati 17, proteine 10

Panino al prosciutto

Tempo di preparazione: 10 minuti Tempo di cottura: 5 minuti
Porzioni: 1

Ingredienti:

- 2 fette di pane
- 2 fette di mozzarella
- 2 fette di pomodoro
- 2 fette di prosciutto
- 2 foglie di basilico
- 1 cucchiaino di olio d'oliva
- Un pizzico di sale e pepe nero

Indicazioni:

1. Disporre la mozzarella e il prosciutto su una fetta di pane.
2. Condite con sale e pepe, mettete nella vostra friggitrice ad aria e cuocete a 400 gradi per 5 minuti.
3. Cospargere di olio il prosciutto, aggiungere il pomodoro e il basilico, coprire con l'altra fetta di pane, tagliare a metà il panino e servire.

Godere!

Nutrizione: calorie 172, grassi 3, fibre 7, carboidrati 9, proteine 5

Frittelle Di Lenticchie

Tempo di preparazione: 10 minuti Tempo di cottura: 10 minuti Porzioni: 2

Ingredienti:

- 1 tazza di lenticchie gialle, ammollate in acqua per 1 ora e scolate
- 1 peperoncino piccante, tritato
- Pezzo di zenzero da 1 pollice, grattugiato
- ½ cucchiaino di curcuma in polvere
- 1 cucchiaino di garam masala
- 1 cucchiaino di lievito in polvere
- Sale e pepe nero qb
- 2 cucchiaini di olio d'oliva
- 1/3 di tazza d'acqua
- ½ tazza di coriandolo tritato
- 1 tazza e ½ di spinaci, tritati
- 4 spicchi d'aglio, tritati
- ¾ tazza di cipolla rossa, tritata
- Mostarda di menta per servire

Indicazioni:

1. Nel tuo frullatore, mescola le lenticchie con peperoncino, zenzero, curcuma, garam masala, lievito, sale, pepe, olio d'oliva, acqua, coriandolo, spinaci, cipolla e aglio, mescola bene e forma delle palline medie con questo mix.
2. Mettili tutti nella tua friggitrice ad aria preriscaldata a 400 gradi F e cuoci per 10 minuti.
3. Servi le tue frittelle vegetariane con un'insalata di contorno a pranzo.

Godere!

Nutrizione: calorie 142, grassi 2, fibre 8, carboidrati 12, proteine 4

Conclusione

La frittura ad aria è uno dei metodi di cottura più popolari in questi giorni e le friggitrici ad aria sono diventate uno degli strumenti più sorprendenti in cucina.
Le friggitrici ad aria ti aiutano a cucinare pasti sani e deliziosi in pochissimo tempo! Non serve essere un esperto in cucina per cucinare piatti speciali per te e per i tuoi cari!
Devi solo possedere una friggitrice ad aria e questo fantastico libro di cucina per friggitrice ad aria!

Presto preparerai i migliori piatti di sempre e stupirai tutti intorno a te con i tuoi pasti cucinati in casa!
Fidati di noi! Metti le mani su una friggitrice ad aria e su questa utile raccolta di ricette di friggitrice ad aria e inizia la tua nuova esperienza di cucina!
Divertiti!

CPSIA information can be obtained
at www.ICGtesting.com
Printed in the USA
BVHW041516220221
600777BV00006B/362